DE L'EMPLOI

DU

KOUMYS

DANS LE TRAITEMENT

DES

MALADIES DE POITRINE

ET DES

AFFECTIONS CONSOMPTIVES

EN GÉNÉRAL

PAR LE

Docteur LUBANSKI

Lauréat de l'Académie de Médecine de Paris, Médecin à Nice, membre
du Conseil d'hygiène publique du département des Alpes-Maritimes,
de l'Académie impériale de Médecine de Constantinople, de la Société
d'hydrologie de Paris et de la plupart des Sociétés médicales françaises
et étrangères.

NICE
PARIS

LIBRAIRIE ÉTRANGÈRE | GERMER - BAILLIÈRE
BARBERY FRÈRES | LIBRAIRE-ÉDITEUR
Place du Jardin-Public, 7 | Rue de l'École-de-Médecine, 17

1875

DE L'EMPLOI

DU

KOUMYS

DANS LE TRAITEMENT

DES

MALADIES DE POITRINE

ET DES

AFFECTIONS CONSOMPTIVES

EN GÉNÉRAL

PAR LE

Docteur LUBANSKI

Lauréat de l'Académie de Médecine de Paris, Médecin à Nice, membre
du Conseil d'hygiène publique du département des Alpes-Maritimes,
de l'Académie impériale de Médecine de Constantinople, de la Société
d'hydrologie de Paris et de la plupart des Sociétés médicales françaises
et étrangères.

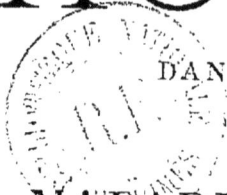

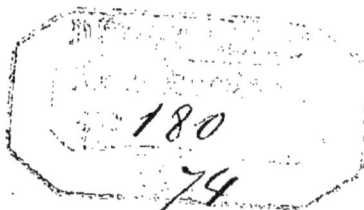

NICE

LIBRAIRIE ÉTRANGÈRE
BARBERY FRÈRES
Place du Jardin-Public, 7

PARIS

GERMER - BAILLIÈRE
LIBRAIRE-ÉDITEUR
Rue de l'École-de-Médecine, 17

1875

Nice. — Typographie V.-Eugène Gauthier et Cᵉ.

DE L'EMPLOI

DU

KOUMYS

Il est beaucoup question depuis quelque temps
d'un nouvel agent thérapeutique que l'on désigne
sous le nom de *Koumys* ou de *Galazyme*, à l'aide
duquel on obtient de remarquables succès dans
le traitement de diverses affections de la poi-
trine, y compris la phthisie, ainsi que de certaines autres maladies, dans lesquelles il y a de
l'amaigrissement, de la faiblesse et des désor-
dres nerveux.

Nous croyons être utile aux malades qui vien-
nent demander la santé à notre climat, en leur
faisant connaître l'agent curatif dont il s'agit, et
en leur signalant les résultats, puisés aux sources
authentiques, que l'on a obtenus par son emploi
à Vienne et à Paris, dans les principaux
hôpitaux aussi bien que dans la pratique
civile. Il ne leur sera pas indifférent non plus
de savoir que notre ville n'est point restée en

arrière et que les intéressés peuvent se procurer du koumys dans nos pharmacies et dans des dépôts spéciaux.

N'est-ce pas, d'ailleurs, un devoir, dès qu'il s'agit de la phthisie pulmonaire, d'examiner avec la plus scrupuleuse attention tout moyen qu'on prétend pouvoir lui être opposé avec quelque succès ? Assurément, les échecs de tant de remèdes prétendus souverains doivent nous rendre circonspects ; mais, malgré cela, nous n'avons pas le droit de rester indifférents ou incrédules en face de l'annonce d'un moyen nouveau, ce moyen n'eût-il réussi qu'une fois. Du reste, à propos du koumys, dont l'action n'a rien qui choque les idées reçues, — aussi bien quant à l'influence habituelle des principes qui le constituent, qu'en ce qui concerne la nature des maux auxquels on l'oppose, — on est tout porté à admettre qu'il réalise effectivement les conditions essentielles du traitement des affections consomptives, et tout disposé, par conséquent, à en recommander et à en propager l'emploi.

J'ignore quelle est exactement l'étymologie du nom de *koumys*. Viendrait-il de ce que les contrées dans lesquelles il a été tout d'abord mis en usage comptaient parmi leurs habitants les peuplades qu'on appelait *les Coumans* ou *les Koumanes*, qui occupaient les bords d'une rivière connue alors sous le nom de *Kouma ?* Ce nom avait-il, dans le langage de ces peuplades, une signification quelconque ? Enfin, ce nom est-il le vrai nom de la chose, ce qui n'est pas certain, puisqu'il est des voyageurs qui le remplacent par celui de *cosmos* et celui de *chemius ?* N'importe. Toujours est-il qu'à peu de variations près, — *koumys, kumys, koumiss,* — c'est l'appellation dont on se sert actuellement.

Quant au *Galazyme,* la même incertitude n'existe point : c'est un composé de deux mots grecs, dont l'un signifie *lait,* et l'autre *ferment.* Or, *le koumys ou le galazyme* ne sont précisément autre chose que *du lait qui fermente.* Je dois faire observer que je dis *du lait qui fermente,* et non du lait qui a fermenté. Distinction capitale ; car, lorsque la fermentation est finie, le lait n'est plus du koumys, il n'a aucune des remarquables vertus curatives qu'on reconnaît à celui-ci, et dont nous avons à entretenir nos lecteurs.

Quoique très-nouveau en France et, en général, dans l'Ouest de l'Europe, l'usage médical du koumys est fort ancien. Depuis un temps immémorial, on s'en sert dans la Russie orientale, habitée par les Bashkires, les Kirghizes et les Tartares ; aussi, parmi nos hôtes d'hiver, beaucoup pourront trouver en lui une vieille connaissance. La première notion des effets du koumys parvenue au monde médical de l'Occident remonte elle-même fort loin aussi : elle est due à John Grieve, médecin anglais, qui a été au service de la Russie et qui a publié dans les Transactions d'Edimbourg de 1788 un travail sur ce sujet. (1)

Le koumys des Tartares, fait le plus souvent avec du lait de jument, et, exceptionnellement, — à défaut de celui-ci, — avec du lait de vache, n'était pas, à l'origine, fabriqué par eux, dans un but médical. C'était leur vin, leur eau-de-vie et leur nourriture; ils s'en nourrissaient, ils en buvaient et ils s'en enivraient, au besoin. Les médecins russes qui, par les exigences de leur service, vivaient parmi eux, frappés de ce fait que les maladies consomptives, en général, et la phthisie pulmonaire, en particulier, constituaient chez eux une rare exception, — tout en tenant compte de leur robuste constitution et de leur vie active, — n'en pensèrent pas moins que l'usage du koumys pouvait bien avoir une large part dans cette immunité. De cette pensée naquirent les premières tentatives de l'emploi du koumys à titre de médicament chez les phthisiques. Ces tentatives, une fois couronnées de succès, les steppes tartares devinrent le point d'attraction pour les malades. Du voisinage d'abord, de plus loin ensuite, on allait faire la cure au koumys, comme on va chez nous aux stations thermales en réputation ; avec cette différence qu'en s'y rendant, on n'avait point à

(1) Account of the method of the making a wine called by the Tartars koumiss, with observations on its use in medecine. — Edinburgh Transactions, 1788.

compter ni sur beaucoup de distractions, ni sur une grande recherche des soins, pas même sur un suffisant comfort. Aussi n'y voyait-on venir que ceux qui avaient déjà demandé en vain à d'autres moyens leur rétablissement. Ils y allaient en désespoir de cause, mais certains de trouver du koumys en suffisance et de bonne qualité; ils en buvaient, en grande quantité, — parfois, ils en vivaient exclusivement; et, chose avérée, quelques-uns de ceux dont on avait entièrement désespéré y retrouvaient les forces et la santé. Les moins favorisés en rapportaient toujours une sensible amélioration dans leur état. « On y a vu *revivre* des phthisiques arrivés au dernier degré de marasme. » C'est la phrase que j'ai retenue de mes conversations avec le docteur Karrel, lors de son séjour à Nice auprès de l'impératrice de Russie. Son coreligionnaire, en ce qui concerne la foi dans la curabilité de la phthisie, j'en ai causé souvent avec lui, car c'était précisément alors que je m'occupais de plaider cette thèse de curabilité, — si controversée autrefois, — dans la première édition de mon *Guide du Poitrinaire*. (1) Ce même docteur Karrel publiait, d'ailleurs, alors, (2) une fort intéressante notice

(1) *Guide du Poitrinaire et de celui qui ne veut pas le devenir.* 2me édition 1874. Barbery frères, Jardin Public, Nice.

(2) *Archives générales de Médecine.* Paris, novembre et décembre 1866.

sur le koumys, notice dans laquelle il disait :
« Si la science médicale peut encore espérer
qu'il existe un remède efficace contre la phthisie, j'ai de puissantes raisons de croire que
le seul qu'on doive recommander avec quelque
confiance, c'est le koumys. J'en ai vu de mer-
veilleux effets, et on lui doit des cures vraiment
étonnantes. Je me rappelle avoir été témoin de
deux cas de phthisie pulmonaire parvenus au
dernier degré, et dans lesquels on accordait aux
malades à peine quelques semaines d'existence.
Eh bien! après une cure de koumys faite aux
steppes, ces malades sont revenus avec une santé
si florissante, que leur famille était étonnée de
les trouver mieux portants qu'on ne les avait
jamais vus.

Si, malgré de tels succès et d'aussi valables
témoignages qui les affirmaient, l'emploi du
koumys est resté pendant si longtemps confiné
dans les steppes, parmi les Kirghizes et les
Baschkires, c'est qu'on croyait qu'on ne pouvait
compter sur son efficacité qu'en s'en servant
dans le pays même où on le préparait. On sup-
posait d'abord que le koumys ne pouvait se faire
qu'avec du lait de jument ; puis, qu'il fallait
que ces juments fussent nourries dans les patu-
rages des steppes ; enfin, le mode de fabrication
lui-même était, disait-on, une spécialité, dont les
Tartares seuls possédaient le secret. Cependant,
on tenta de s'assurer s'il en était absolument

ainsi, et il arriva que le prétendu secret des Tartares disparut promptement devant l'examen un peu plus attentif de la science. Aussi, à l'heure présente, le koumys fabriqué dans quelques établissements en Russie, en Prusse, en Autriche et en France, fournit-il les mêmes résultats que celui des Tartares.

En étudiant de plus près la question, on est allé plus loin. D'abord, on s'est convaincu que le lait de jument n'est pas le seul qui peut fournir du koumys efficace, et qu'il suffisait de compenser artificiellement les différences qui existent entre la composition de ce lait et celle du lait d'une autre provenance, pour arriver au même résultat. L'examen chimique a prouvé qu'on parvient à avoir ainsi un produit qui ne difffère en rien de celui des steppes. Ceci fait, il restait à résoudre une autre question, plus délicate encore. Le koumys, disait-on, ne supporte pas le transport, pour peu qu'il s'agisse d'une distance un peu considérable, et cela, parce qu'en raison du temps qui s'écoule et par le fait des secousses qu'occasionne le voyage, la fermentation s'achève, et quand le médicament est arrivé à sa destination, il a perdu toutes ses qualités. Je puis certifier que cette difficulté a été heureusement vaincue. J'ai goûté, jai employé, j'ai fait distiller du koumys qui, de Paris, arrivait à Nice par petite vitesse; eh bien! huit et dix jours après, je lui trouvais encore toutes les conditions de bonne conservation.

2.

Je parle, bien entendu, du seul produit que je connaisse, du seul qui ait été expérimenté dans les hôpitaux, et qui provient de la maison établie à Paris, rue de Provence, 14, sous la dénomination de *Koumys-Edward*.

Il va sans dire, cependant, que tout a des limites et que la conservation du koumys n'est pas indéfinie. Au bout d'un certain temps la fermentation alcoolique cesse, la fermentation acide la remplace. C'est donc un devoir pour le dépositaire de veiller à ce que les arrivages soient convenablement réglés. — Mieux vaudrait, dans l'intérêt des malades et dans l'intérêt des fabricants, élever le prix du remède que reculer devant les frais de transport par grande vitesse quand cela devient nécessaire.

C'est grâce à tous ces progrès que le koumys a pu être employé dans les grands centres d'abord, et qu'il commence à l'être un peu partout; et c'est grâce aux succès obtenus dans les hôpitaux, sous les yeux de Médecins qui font autorité, qu'il a pu prendre droit de cité dans la pratique médicale.

Avant de rendre compte des résultats connus jusqu'à ce jour, avant d'exposer la manière dont ce produit doit être employé, et de faire connaître les effets les plus habituels qu'on observe durant son administration, nous croyons devoir dire quelques mots sur sa préparation et sur les éléments qui entrent dans sa composition.

Nous l'avons déjà dit, le koumys, c'est du lait en voie de fermentation ; ajoutons qu'il s'agit de la fermentation alcoolique ; cette fermentation transforme le lait en un liquide gazeux et spiritueux, sans que, cependant, on lui ait soustrait aucun de ses principes constituants. En raison de cette condition, le koumys conserve donc, avant tout, les qualités nutritives du lait, qui, comme on le sait, est l'aliment le plus complet, c'est-à-dire le seul qui, sans le concours d'aucun autre, peut suffire à l'alimentation de l'homme (1). Le koumys est, par conséquent, aussi bien un aliment qu'une boisson, condition qui fait comprendre l'heureuse influence que, par-dessus tout, il exerce sur la nutrition.

Dans certaines contrées de la Tartarie, on prépare le koumys dans des outres en peau de cheval non tannée, mais durcie par la fumée. Le lait qu'on y introduit, et auquel on ajoute de petites doses de vieux koumys à titre de ferment, est remué de temps à autre à l'aide d'une baguette en bois, et, d'ordinaire, après trois ou quatre jours de cette espèce de baratage, la fermentation alcoolique commence et le koumys faible ou le koumys n° 1 est préparé ; lequel, avec les progrès de la fermentation, gagne en force alcoolique et devient ce qu'en pratique on

(1) Le frère Guillaume de Rubruck, envoyé auprès du Khan de Tartarie en 1253 par saint Louis, dit, en parlant de la vie des Tartares : « Tamen in estate quam diu durat eis *cosmos*, hoc est lac equinum, non curant alio cibo. » Mémoire du Dr Landowski.

distingue sous le nom de koumys n° 2. Dans d'autres contrées, les outres de peau sont remplacées par des vases en grès ou en bois, et la fermentation est produite par de la pâte de seigle ou de la levure de bière. Par les deux procédés, on arrive, du reste, aux mêmes résultats.

Là où le lait de jument fait défaut, on le remplace par du lait de vache, mais alors on est obligé d'ajouter une certaine quantité de *lactose*, c'est-à-dire de ce sucre spécial que contiennent, en plus ou moins grandes proportions, les laits des mammifères, et que l'on obtient sous forme de cristaux blancs durs et feuilletés en faisant évaporer du petit lait par la chaleur.

L'addition de la lactose ou du sucre de lait est une condition indispensable pour faire naître dans le lait de vache la fermentation alcoolique. Naturellement, ce lait n'en contient pas assez; aussi, en le faisant fermenter sans le sucre, n'obtiendrait-on qu'une fermentation acide qu'on ne recherche point. C'est la différence qui existe sous ce rapport entre les deux espèces de lait dont il s'agit, qui indique la quantité de sucre à employer. Habituellement, cette différence est comme 4,30 à 5,50; mais elle est sujette à des variations qui dépendent du genre de la nourriture de l'animal, de son âge et de l'âge du lait. C'est pourquoi, dans des laboratoires bien tenus, on a toujours le soin de doser le sucre, pour être fixé sur le chiffre exact de la compensation à faire.

Dans les localités où la chose est possible, on ajoute au lait de vache du lait d'ânesse, lequel est très-riche en lactose (6,40) ; le mélange ainsi obtenu est dosé, et, selon les proportions dans lesquelles se trouvent mêlées les deux espèces de lait, la quantité de sucre à ajouter est déterminée.

Le lait ainsi mélangé et additionné de sucre est plus ou moins agité, et soumis à une température dont le degré dépend de l'intérêt que l'on a de faire naître plus ou moins promptement la fermentation alcoolique. C'est le mélange du lait de vache avec celui d'ânesse qui sert à la fabrication du koumys de Paris, fabrication dirigée par un fort habile chimiste, et qui a parfaitement réussi à vaincre toutes les difficultés formant autrefois l'obstacle à l'exportation de ce produit.

La moyenne de douze analyses du koumys fabriqué à Paris a donné le résultat que représente le tableau que voici :

	KOUMYS faible n° 1	KOUMYS faible n° 2
Eau	888.010	886.363
Acide carbonique	6.603	13.982
Lactose......	38.952	23.065
Alcool......................	22 530	30.310
Acide lactique...............	7.021	8.872
Corps gras.	8 517	5 501
Caséine et albumine......	18.310	18.290
Lacto protéine...	1.916	1.892
Sels de potasse, de soude, de chaux, de fer et acides divers.	8.141	8.725
	1000.000	1000.000

C'est le *koumys* ainsi composé que nous rece-
vons à Nice et dont la provision, calculée sur les
probabilités du débit, sera, je l'espère, sans cesse
entretenue par de nouveaux arrivages.

Ce koumys est contenu dans des bouteilles en
forme ovoïde, qui ressemblent à celles de soda-
water. La même maison fournit aux consommateurs un tirebouchon creux, terminé par un
robinet à son extrémité supérieure, ce qui fait
que chaque bouteille ainsi armée se trouve dans
les conditions d'un syphon d'eau de seltz, moyen-
nant quoi le dernier verre du liquide a les mêmes
qualités que le premier, n'ayant rien perdu de son
gaz acide carbonique, ni de diverses émanations
étherées que la présence de l'alcool et des acides
en fait nécessairement dégager.

Le koumys qui a été remué se présente sous
l'aspect d'un liquide laiteux, opaque et homo-
gène ; lorsque, au, contraire, on l'a laissé pendant
quelque temps en repos, on le voit se séparer en
trois couches : celle d'en bas, caséeuse, est un
peu épaisse et opaque ; — la supérieure est blan-
châtre et est formée par les corps gras ; — entre
les deux, on voit un liquide verdâtre, demi-
transparent, qui ressemble à du petit lait. Le
goût rappelle aussi celui du petit lait ; il est
aigrelet et piquant, avec un arrière-goût frais
et agréable. Agité dans la bouteille, le koumys
dégage de nombreuses bulles de gaz ; versé dans
le verre, il se couvre d'une mousse legère qui
disparaît facilement.

Quoique le goût du koumys n'ait assurément rien de désagréable, quelques personnes ont
besoin de s'y habituer pour le prendre sans dé-
plaisir, — résultat auquel, en général, on arrive
très-promptement. On peut, du reste, quand il
s'agit de répugnance difficile à surmonter,— par-
ticularité fort rare, excepté chez les enfants, -- as-
saisonner le breuvage d'un peu de sucre, ou, ce
qui vaut mieux, d'un sirop aromatique, tel que
celui d'écorces d'orange, par exemple, ce qui n'al-
tère en rien les effets que l'on cherche à obtenir.

Dans tous les cas, et quelles que soient à cet
égard les dispositions des consommateurs, il est
bon de débuter par de petites doses et de ne les
augmenter qu'au fur et à mesure que s'établit
l'accoutumance. Un verre dans la matinée et autant dans l'après-midi sont, pour les débutants,
la mesure la plus habituelle ; on peut la réduire
de moitié si quelques circonstances le réclament,
et parmi ces circonstances, on doit surtout prendre en considération la mauvaise disposition habituelle à supporter le lait, qui existe chez quelques personnes. — Deux ou trois jours après le
début, on augmente la dose d'un verre, on en
fait autant après deux ou trois autres jours, et
on s'en tient à une bouteille par jour, après
quoi, pendant quelque temps, on progresse de
nouveau. Deux bouteilles en 24 heures constituent la dose à laquelle on s'arrête le plus fréquemment; — cependant, chez quelques ma-

lades on va plus loin : — à 3, 4 et 5 bouteilles ; et dans les cures faites dans les steppes, cette dose a été très-souvent de beaucoup dépassée.

A part quelques très-rares exceptions, le koumys est d'emblée parfaitement bien toléré, même par ceux qui, par le fait de la maladie, étaient arrivés à ne plus rien supporter en aliments ni en boissons. Souvent, en effet, on a vu des vomissements incoërcibles s'arrêter sous l'influence de premières doses du koumys.

Il arrive cependant que certains malades qui supportent parfaitement les doses du matin ne se trouvent pas bien de celles qu'on leur administre entre les deux principaux repas du jour, lors même qu'on a pris la précaution de mettre un grand intervalle entre le premier repas et le premier verre de koumys qui est pris ensuite. Il n'en résulte pas moins un certain embarras gastrique, témoin d'une excessive lenteur de la digestion, qu'il est important de respecter. Mieux vaut alors se borner aux doses du matin, sauf à les multiplier, ce qui peut se faire sans inconvénients.

Cette nécessité, du reste, doit être très-rare ; car, quoique je l'aie rencontrée, je ne l'ai vu signalée par aucun de ceux qui se sont occupés de cette médication, à moins qu'on ne veuille interpréter dans ce sens le conseil généralement donné de n'administrer le koumys que longtemps après le repas.

Le koumys pris le soir, un peu tard, quatre ou cinq heures après le dîner, influe chez quelques-uns d'une manière très-favorable sur le sommeil. Je l'ai vu agir ainsi chez des malades tourmentés par d'invincibles insomnies, et c'est surtout le koumys n° 2, celui qui est plus alcoolique, qui produit ce résultat.

Du reste, les effets qui suivent l'administration du koumys ne sont pas toujours les mêmes : ils varient surtout selon les dispositions individuelles de ceux qui en usent. Quelques-uns éprouvent au début une sensation de fraîcheur, presque de froid à l'estomac, sensation qui, dans tous les cas, ne persiste pas, et se trouve, au bout de quelques jours, remplacée par celle d'une chaleur agréable. Le plus souvent, le sommeil se trouve favorablement influencé, ainsi que je viens de le dire, et le réveil donne la conscience qu'on a goûté d'un repos réparateur.

Chez les personnes que les boissons alcooliques, faute d'habitude, ou en vertu d'une impressionnabilité particulière, influencent facilement, le koumys produit une agréable excitation, qui se manifeste par de la loquacité, par une bonne disposition d'esprit, et par le réveil de l'activité intellectuelle. Lorsque les doses sont plus fortes, cette excitation prend les caractères d'une véritable ébriété. Nous ne parlons pas de l'ivresse qu'on ne voit guère que chez les Tartares, lesquels absorbent 8 ou 10 litres du koumys en

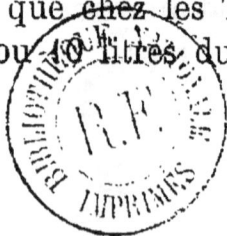

vingt-quatre heures, faits qui sont en dehors du cadre médical. Le koumys, d'ailleurs, sans aller jusqu'à l'excitation dont il vient d'être question, impressionne toujours un peu, au début, la circulation sanguine. Le pouls, d'ordinaire, bat 10 ou 15 fois de plus par minute, en même temps qu'il devient plus ample et plus plein, résultats que l'accoutumance régularise promptement. La température du corps s'élève aussi, effet qui persiste d'ordinaire pendant la durée de la cure.

L'influence du koumys sur les voies digestives est on ne peut plus remarquable. On cite des malades chez lesquels la faculté de digérer était absolument perdue, et qui d'emblée supportaient le koumys et en vivaient, en attendant que le réveil de l'appétit et des fonctions de la digestion, qui sont les résultats à peu près constants du remède, leur aient permis de se nourrir d'autres aliments.

Quelquefois, au début surtout, le koumys relâche, et cela se voit particulièrement lorsque le lait produit habituellement ce résultat. L'habitude fait cesser d'ordinaire ces effets, surtout si on a la précaution d'employer le koumys n° 2, c'est-à-dire celui dont la fermentation est plus avancée. En général, d'ailleurs, la cure par le koumys favorise plutôt la constipation que le relâchement.

L'action du koumys sur les urines se traduit par une sensible augmentation de la quantité de celles-ci. L'urine rendue n'est cependant pas plus aqueuse, comme cela arrive à la suite de l'administration de la plupart des diurétiques. La densité en est normale, et les analyses ont prouvé que l'élimination des principes qui entrent dans la composition de ce liquide est, en somme, augmentée en quantité. Ce fait remarquable est d'un grand poids dans le traitement de certaines affections dans lesquelles la principale indication consiste à faire accroître l'émission des urines. Aussi a-t-on constaté les bons effets de la cure par le koumys chez ceux qui présentent une infiltration des membres ou même un commencement d'ascite.

Le koumys ne paraît pas exercer aucune action spéciale sur la sécrétion cutanée, et si, chez les phthisiques, il diminue et souvent arrête les sueurs nocturnes, ce n'est point comme effet direct, mais comme conséquence de l'amélioration qui s'est opérée dans l'état général des malades.

Le résultat le plus surprenant par sa constance et sa rapidité que l'on obtient dans la cure qui nous occupe, c'est l'augmentation du poids, laquelle atteint parfois des proportions très-considérables. On cite à ce propos des effets qui sont tellement en dehors de tout ce que l'on connaît en ce genre, que le doute se glisse forcément dans l'esprit. Ainsi un des malades traités par Schnepp aurait gagné 2 k. 300 gr. au bout de six jours de traitement; un autre aurait augmenté de 6 k.

300 gr. après douze jours. Ce sont là des faits exceptionnels, mais qui ne sont pas absolument impossibles cependant ; car la réparation, surtout chez les sujets jeunes et très-débilités, marche quelquefois avecune extrême rapidité. Stahlberg, médecin d'un établissement de la cure par le koumys à Moscou, rapporte les résultats des pesées de 38 malades, qui, après une saison de traitement (en moyenne six semaines), avaient gagné ensemble 124,655 gr., soit 3 k. 280 gr. par personne.

Le D¹ Landowski, qui, depuis environ un an, a fait de plus louables efforts pour naturaliser en France l'usage du koumys. et qui y a réussi grâce aux bienveillants accueils de plusieurs chefs de service des hôpitaux de Paris, a obtenu en moyenne une augmentation de 2 kilogrammes 206 grammes par malade et par 30 jours de traitement. Voici, d'ailleurs, le tableau qu'il donne dans son mémoire (1), tableau qui indique le surcroît de poids chez 30 malades qu'il a traités dans l'espace de 4 mois de cette année.

1 a gagné	kilogrammes		7.000
1	—	»	6.400
2	—	»	4.800
1	—	»	4.300
1	—	»	4.000
2	—	»	3.800
2	—	»	3 000

(1) Voir *Journal de Thérapeutique* de M. le professeur Gubler.

4 a gagné kilogrammes		2.000 à 2.500	»
1 —	»	1.530	»
1 —	»	1.500	»
1 —	»	1.150	»
11 —	»	1.000 à 1.500	»
2 —	»	500	»

Les résultats obtenus par l'emploi du koumys chez les malades atteints de phthisie pulmonaire ont tellement frappé les esprits, qu'à entendre certains de ses partisans on le croirait un remède spécifique contre cette maladie. Une telle opinion serait absolument contraire à la vérité. De tout ce que nous avons déjà dit, le lecteur n'a pu conclure qu'une chose, parfaitement acquise et démontrée du reste : c'est que le koumys a la propriété d'agir très-favorablement sur la nutrition et que, par cette voie, il relève les forces de l'organisme défaillant et le met en situation de soutenir avantageusement la lutte contre les graves atteintes de la maladie. Il n'y a là rien de plus, il n'y a rien de spécifique, rien qui ressemble à l'action d'un médicament ayant les propriétés d'un antidote, qui détruit directement, par une vertu spéciale, le principe morbide en présence.

Mais, d'autre part, puisque les choses se passent ainsi, l'emploi du koumys ne doit pas non plus être limité aux cas de phthisie seulement. Son influence est mise à profit toutes les fois qu'il s'agit d'obtenir les effets que nous avons fait connaître. Le cadre de ses applications s'élargit ainsi considérablement, et les preuves à l'appui de cette manière de voir sont fournies par tous ceux qui se sont servi du koumys dans leur pratique.

J'ai en main le compte-rendu de la séance du 12 mars 1873, de la Société de médecine de Vienne en Autriche, société composée, pour la plupart, de médecins des hôpitaux de cette ville. J'y vois, après une étude physiologique du koumys faite par le docteur Stahlberg, de Moscou, importateur du koumys en Autriche, une série de faits que mentionnent, à tour de rôle, les membres présents, faits témoignant des succès qu'ils ont obtenus dans la phthisie, dans les affections consomptives de diverses natures, dans les pneumonies chroniques, dans les pleurésies avec épanchement, dans l'albuminurie, dans l'ascite, dans l'anémie, la chlorose et dans les diverses cachexies. On y cite, en outre, les résultats des traitements faits dans le service des enfants malades, et on signale les rapides transformations obtenues par le koumys chez les enfants débiles, menacés de scrofules et de rachitisme, et chez lesquels les moyens ordinaires, — l'huile de foie de morue, les toniques, les bains salés, etc., — étaient restés sans effet. Un des membres présents, M. le docteur Fleischmann, après avoir fait connaître les résultats de sa pratique à l'hôpital et en ville, se cite lui-même comme preuve à l'appui de l'action curative du koumys : « Je n'étais pas malade, dit-il, au point de garder le lit, ni d'être obligé de renoncer à l'exercice de ma profession ; mais un affaiblissement général me tenait dans une disposition d'esprit et de corps que j'aurais volontiers échangé contre une maladie confirmée. J'étais sans appétit, toujours triste et toujours abattu, et me sentant si épuisé, qu'une course dépassant une demi-heure de durée me paraissait une entreprise impossible à réaliser, je dois aux 40 bouteilles de koumys que j'ai consommées d'avoir retrouvé mes forces d'autrefois, et de me sentir complétement régénéré. »

Je cite ce fait, parce qu'on rencontre fréquemment des malades dans une situation analogue. Les ressources habituelles dont on se sert dans ces cas, et qui se composent surtout des prescriptions d'une bonne hygiène, restent le plus souvent sans effet. De guerre las, l'entourage arrive à des sentiments fort injustes envers les pauvres victimes, que l'on traite de malades imaginaires, d'hypocondriaques, etc. Cependant, ces malades sont réellement malades, et fort à plaindre ; — pour eux, et pour les médecins qui les traitent, les bons effets du koumys seraient un véritable bienfait.

A Paris, le koumys a été employé, à notre connaissance, à l'hôpital Necker, sous les yeux de M. le professeur Chauffard ; à l'Hôtel Dieu, dans le service de M. le docteur Guesneau de Mussy ; à l'hôpital Beaujon, sous la direction de M. le professseur Gubler ; à l'hôpital de la Pitié, dans le service de M. le docteur Desnos. Les résultats obtenus ont été publiés dans la plupart des journaux de médecine par MM. les internes de service. On peut en trouver les observations détaillées dans le *Bulletin de Thérapeutique*, dans le *Journal de Thérapeutique*, dans la *Gazette Hebdomadaire*, dans le *Mouvement Médical*, etc., etc.

A Paris comme à Vienne, c'est surtout contre la phthisie pulmonaire que le koumys a été employé ; mais on n'en voit pas moins, parmi les faits cités, des cas d'albuminurie, des pneumonies chroniques, des épanchements divers, d'anémies, etc., etc. — A Paris comme à Vienne, les succès ont souvent dépassé les espérances, et on peut affirmer que, dans aucun cas, le koumys n'a été employé sans quelque avantage.

Dans le mémoire déjà cité du docteur Landowski, voici comment sont présentés, en résumé, les progrès de l'amélioration qu'on obtient dans le cours du traitement :

Le sommeil reparaît.

La fièvre se calme et disparaît peu à peu.

Le pouls devient ample et modéré.

La toux diminue, les crachats changent de nature et de purulents deviennent muco-purulents d'abord, puis muqueux.

L'appétit augmente d'une façon tout à fait remarquable ; les vomissements et d'autres com-
plications dyspeptiques diminuent et finissent
par disparaître.

Les forces reviennent, le poids du corps augmente, et, chose remarquable, les phthisiques
engraissent.

Dans la pratique civile, on n'a pas eu moins à
se louer du koumys que dans la pratique hospi-
talière. Voici, entre bien d'autres, un fait ra ·
conté par le docteur Labadie-Lagrave dans son
travail sur le koumys publié dans la *Gazette
Hebdomadaire* de Paris.

« J'ai eu, pour ma part, l'heureuse occasion de
vérifier l'action du koumys chez une jeune fille
de 16 ans, atteinte de tubercules pulmonaires en
voie de ramollissement. Depuis trois mois que
je lui donnais mes soins, je la voyais pâlir et s'é-
tioler en dépit de tous les moyens (huile de foie
de morue, lait d'ânesse, granules d'arseniate de
soude, viande crue, etc.), que je ne cessais de lui
conseiller. Elle dépérissait tous les jours davan-
tage ; l'appétit faisait complétement défaut, la
toux était presque continuelle; le sommeil, sans
cesse interrompu par les quintes, était presque
nul; l'anémie était profonde, les sueurs profuses
et l'amaigrissement extrême, en même temps
que la lésion pulmonaire faisait des progrès me-
naçants. C'est alors qu'en face d'un péril immi-
nent et vu l'inefficacité de la médication mise

en usage, je tentai la cure au koumys le 15 mai dernier.

« Pour en mieux contrôler les effets, je fis peser la malade, et la balance marqua, à cette époque, 44 kilogrammes 500 grammes. Elle prit régulièrement, pendant trois semaines, une bouteille de koumys n° 1 par jour ; à ce moment, une diarrhée légère étant survenue, je lui conseillai de recourir au koumys n° 2, dont elle put boire quotidiennement un litre et demi en moyenne durant le même laps de temps. Pendant la durée de ce traitement, auquel je dois l'avouer, je n'ajoutais, dans le principe, qu'une médiocre confiance, en songeant autant à la gravité de l'affection qu'au fâcheux état de débilité de la jeune malade, je fus surpris de la voir reprendre, comme par enchantement, son appétit, ses forces et même la fraîcheur et l'éclat de son teint. Je ne pouvais en croire mes yeux, et n'osais encore ajouter foi aux cures merveilleuses dont j'avais entendu faire le récit quelques mois auparavant, pendant mon court séjour en Russie et en Pologne. Cependant, les chiffres indiqués par la balance, à la seconde pesée, venaient confirmer d'une façon éclatante les heureux effets du koumys sur cet organisme si appauvri quelques semaines auparavant. La malade, en effet, pesait 46 kilogrammes 250 grammes dans les premiers jours de juillet.

« La malade, envoyée à la campagne pendant

les grandes chaleurs, en est revenue avec une
diminution de poids de 1 kilogramme 250 grammes, mais ayant conservé son appétit, ses forces,
et un amendement prononcé de tous les symp-
tômes fâcheux de la maladie. De plus, elle y vit
le retour d'une fonction périodique qui n'avait
pas paru depuis plusieurs mois. »

Aux faits qui précèdent, je ne puis pas en
ajouter tirés de ma propre expérience, et cela
parce que les malades que j'ai cru devoir sou-
mettre au traitement par le koumys ne sont
encore qu'à leur début. Ce que je puis cependant
apporter comme appoint à l'avantage de ce traitement, c'est que, chez tous mes malades (j'en
traite neuf en ce moment, le 8 novembre 1874),
j'ai déjà constaté une certaine amélioration, et
particulièrement un meilleur sommeil et l'augmentation de l'appétit. Un d'eux, qui présente le
cas du docteur Fleischmann, ci-dessus cité, se
trouve sensiblement remonté au physique et au
moral, et me donne les meilleures espérances.

Si j'avais à résumer tout ce que je connais du
koumys, ce serait les affections des voies digestives que je placerais en première ligne des
maladies dans lesquelles on peut compter sur
l'action de ce moyen, viendraient ensuite toutes
celles dans lesquelles on a intérêt à augmenter la
sécrétion urinaire, puis enfin les affections consomptives en général, et la phthisie pulmonaire,
en particulier.

L'action du koumys sur l'organisme a été très-diversement expliquée, et, comme de raison, depuis qu'on a constaté les résultats qu'il produit, les théories n'ont pas fait défaut. Ce que j'en dis ne signifie pas que je critique ce désir, tout naturel, de se rendre compte de ce qu'on a vu et d'adapter les faits pratiques aux idées théoriques que l'on professe. D'ailleurs, je suis convaincu que la théorie vient souvent au secours de la pratique, elle l'éclaire et en étend les limites. Cependant, ce ne serait pas ici la place de reproduire toutes les explications à l'aide desquelles on a essayé de faire comprendre les effets obtenus par le koumys. Il suffira, je suppose, à mes lecteurs de savoir qu'il existe un moyen efficace de plus, un moyen puissant sur lequel ils peuvent compter, et dans l'action duquel ils peuvent espérer, dussent-ils, d'ailleurs, se contenter à propos du *pourquoi*, de l'interprétation qu'à donnée Molière de l'action somnifère de l'opium, et se dire, à l'instar de la phrase connue, adaptée aux guérisons par le koumys : « *Quia est in eo virtus curativa.* »

Assurément, la *vertu curative* du koumys ne peut pas être contestée, et les propriétés qu'il possède peuvent aisément être comprises et expliquées par l'action connue des éléments dont il est composé. Gardons-nous, toutefois, d'un enthousiasme exageré. L'influence du koumys, même dans les cas dans lesquels il paraît parfaitement indiqué, n'est point infaillible, il s'en faut. D'autre part, en raison même de l'activité qu'il possède, il doit exister des situations dans lesquelles cette activité pourrait se tourner contre le malade, au lieu de s'exercer contre la maladie, ou, en d'autres termes, l'emploi du koumys, comme de tout agent médicamenteux, a ses contre-indications.

Lorsque les faits relatifs au traitement par le koumys auront été plus nombreux, ces contre-indications ne manqueront pas d'apparaître et de s'imposer aux observateurs attentifs. — Pour le moment, ce serait devancer l'expérience que de chercher à les établir. Toutefois, le peu que nous avons vu par nous-mêmes nous autorise à signaler, à l'attention des malades et à celles des médecins, l'action du koumys sur le centre nerveux cérébral. Cette ébriété, dont il a été question dans le cours de cette notice, peut ne pas être sans inconvénient, si on ne tient pas compte de l'excitabilité cérébrale de certains sujets, et si on ne se tient pas dans la juste limite des doses compatibles avec cette excitabilité. — D'autre part, il est bon de faire remarquer que, chez quelques malades, le koumys, pris trop près d'un repas, au lieu d'exciter l'appétit, met l'estomac dans une mauvaise disposition. — Cette remarque concerne particulièrement le mode d'administration et l'obligation de mettre une certaine lenteur dans la progression relative à la quantité totale à consommer. — Enfin, l'usage du koumys doit nécessairement imposer une certaine attention relative au régime alimentaire. — Dans une alimentation bien reglée, les quantités d'éléments azotés et d'éléments hydro-carbonés, doivent se trouver en proportions des besoins de réparation. — Or, il ne faut point oublier qu'avec le koumys une forte quantité des principes hydro-carbonés (corps gras, alcool, acide carbonique, etc.), a déjà été ingérée. — Il faut, par conséquent, qu'il s'en trouve moins dans le régime alimentaire, qui, en raison de cela, doit de préférence consister en aliments azotés, parmi lesquels la chaire des animaux occupe la place principale.

Nous terminons ces remarques espérant avoir pu donner au lecteur des notions suffisantes sur l'action de l'agent que nous avons entrepris de leur faire connaître, — et qui vient compléter les ressources curatives dont notre station d'hiver abonde.

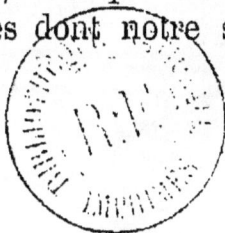

Nice. — Typographie V.-Eugène Gauthier et Cᵉ.

KOUMYS-EDWARD

Dépôt a Nice : Rue Gioffredo, no 12.

PAIN A L'EAU DE MER (SUR COMMANDE)

Boulangerie Caravel, rue de France.

PHARMACIE DRAGHI

Rue de France

PAIN A L'HUILE DE FOIE DE MORUE DOSÉE (SUR COMMANDE)

Liqueur de l'Eucalyptus, préférable à la Chartreuse,
la Trappistine et autres liqueurs digestives.

LEONCINI'S

PECTORAL COUGH LOZENGES

Les plus recommandées contre les rhumes, les bronchites,
toux nerveuses, enrouements, etc.

Pharmacie de la place Saint-Etienne, no 18.

R. SUE

Pharmacien des Hospices, 18, avenue de la Gare.

Vin de Quina dosé au Bordeaux et au Malaga
(Quina titré et vins d'une provenance sûre),

Nice. — Typographie V.-Eugène GAUTHIER et Cᵉ.

www.ingramcontent.com/pod-product-compliance
Lightning Source LLC
Chambersburg PA
CBHW060522210326
41520CB00015B/4262